EXPOSÉ GÉNÉRAL

DE LA

MÉTHODE DOSIMÉTRIQUE

CONFÉRENCE

FAITE A LA SOCIÉTÉ DE MÉDECINE DOSIMÉTRIQUE

LE 19 DÉCEMBRE 1893

PAR LE

DOCTEUR FERON

ANCIEN INTERNE DES HOPITAUX DE PARIS

PARIS

GEORGES CARRÉ, ÉDITEUR

RUE RACINE, 3

1894

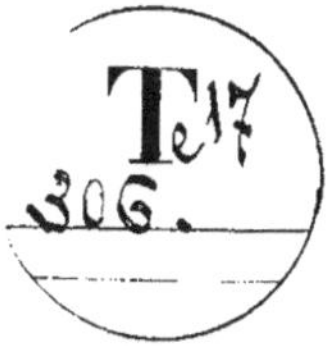

EXPOSÉ GÉNÉRAL

DE LA

MÉTHODE DOSIMÉTRIQUE

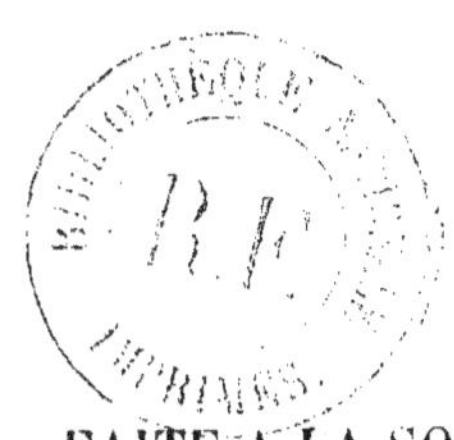

CONFÉRENCE

FAITE A LA SOCIÉTÉ DE MÉDECINE DOSIMÉTRIQUE

LE 19 DÉCEMBRE 1893

PAR LE

DOCTEUR FERON

ANCIEN INTERNE DES HOPITAUX DE PARIS

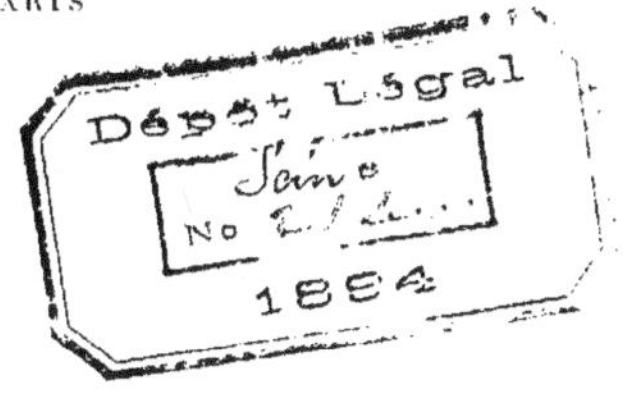

PARIS

GEORGES CARRÉ, ÉDITEUR

RUE RACINE, 3

1894

EXPOSÉ
DE LA MÉTHODE DOSIMÉTRIQUE

CONFÉRENCE

MESDAMES, MESSIEURS,

Au moment d'aborder le sujet que nous avons à traiter, notre premier devoir est de remercier l'Assemblée qui a bien voulu répondre à notre appel, et, délaissant pour quelques instants les multiples occupations de l'existence, est venue pour écouter le sujet d'études que nous allons développer devant elle.

Nous osons solliciter son attention, soutenu et encouragé que nous sommes par l'importance, par l'utilité pratique de notre sujet.

Nous allons essayer de tracer à grands traits l'exposé de la Méthode Dosimétrique, ou Dosimétrie, ainsi nommée par son auteur illustre et vénérable, le Professeur Burggraeve.

Nous ne l'appellerons pas une nouvelle méthode, puisque les bases en ont été jetées par son auteur il y a plus de vingt années, et qu'à l'heure actuelle, elle est répandue et appliquée dans un grand nombre de pays, dont les principaux, outre la France, sont l'Angleterre, la Belgique, la Hollande, l'Espagne, le Portugal, l'Italie, et qu'elle a conquis aussi des partisans nombreux et convaincus dans la Tunisie, l'Égypte,

2

dans toutes les anciennes colonies Espagnoles et Portugaises du Nouveau-Monde, aux États-Unis, au Mexique, et jusque dans les Indes anglaises et l'Australie. Une telle diffusion de ses principes, faite avec le temps, et sanctionnée par le temps, donne maintenant à la *Réforme dosimétrique* un caractère d'universalité. Ses partisans, parmi les médecins, forment une véritable légion, et ce qui, au début, pouvait être qualifié de Petite Église, est en train de devenir une croyance générale.

C'est donc une méthode consacrée maintenant par l'expérience de vingt années et par ses bienfaits. Nous sommes dès lors autorisé à l'expliquer devant vous.

D'autres auraient pu, avec plus d'autorité et de mérite, sinon de conviction, entreprendre cette tâche délicate de vulgarisation.

Mais, j'ai dû céder au désir de notre maître scientifique, qui me disait : « Allez, et faites connaître ma doctrine : libre de toute attache, en dehors maintenant de la lutte pour la vie, votre parole ne saurait exciter aucun soupçon d'intérêts matériels. Il faut répandre autour de vous les convictions dont vous êtes pénétré, et contribuer, dans la mesure de vos forces, à la diffusion de la réforme que j'ai élevée sur les bases de la raison et de l'expérience, et dont le but exclusif est la guérison et le soulagement des malades. »

Je suis donc venu, et, après avoir remercié cette assemblée pour s'être rendue à notre appel, je la sollicite de vouloir bien m'accorder son attention dans l'exposé qui me reste à faire.

J'ai donc aujourd'hui à parler de la Méthode Dosimétrique ou Dosimétrie, à montrer en quoi elle consiste, sur quelles bases elle s'appuie, et quels moyens elle emploie pour assurer son action.

Certains esprits, à l'annonce d'une méthode nouvelle de traitement, ne manqueront pas de contester son opportunité et son utilité. La médecine, selon eux, n'a-t-elle pas, comme les autres sciences, suivi une marche ascendante, s'enrichissant journellement des conquêtes, des découvertes faites dans le champ de la physique, de la chimie, de la connaissance des éléments du corps, de l'analyse microscopique, de l'histoire naturelle, etc.? L'étude des maladies, de leurs causes, de leurs effets, n'a-t-elle pas été approfondie, soumise à une minutieuse analyse qui, ne laissant rien d'obscur, a mis en pleine clarté leur diagnostic, leur pronostic et leur traitement?

La médecine actuelle, héritière des traditions, appuyée sur les autres sciences, développée par une foule d'esprits éminents, est donc parfaitement armée dans sa lutte contre les maux qui nous assiègent, et en mesure de les prévenir souvent par les ressources qu'elle puise dans l'hygiène. L'utilité d'une méthode nouvelle de traitement est donc improbable, chimérique; une telle doctrine ne peut avoir pour adeptes que des esprits inquiets et avides de nouveautés : elle ne mérite pas de fixer un instant l'attention des gens sérieux.

Messieurs, il me serait facile de développer ce thème, mais je crois en avoir dit assez pour donner une idée des objections qu'on pourrait faire et qu'on a faites à la Dosimétrie.

Certes, nous sommes loin de contester, nous médecins, les conquêtes de la médecine contemporaine, ses études immenses, son érudition. Nous aussi, nous avons puisé à ses sources abondantes, et bu le lait de son enseignement. Mais à ce brillant tableau, il y a une ombre, et immense.

Quel doit être le but, l'aboutissant de la médecine : n'est-ce pas la guérison des maladies? toutes les études, les découvertes en médecine ne doivent-elles pas converger vers ce but, qui en est le couronnement, la partie surtout utile et désirable? Tout doit donc se résumer dans le traitement des maladies. Ce traitement, la thérapeutique, est donc ce qui doit intéresser le plus médecins et malades; pour ceux-ci, tout est là : la guérison, ou, quand c'est impossible, le soulagement; pour le médecin, les études scientifiques sont nécessaires; pour le malade, répétons-le, une seule chose existe : la guérison ou un soulagement assuré.

La thérapeutique, ou traitement des maladies, a-t-elle suivi jusqu'à nos jours une marche parallèle aux autres parties des sciences médicales? a-t-elle progressé, à travers les systèmes, dans la même mesure que les autres branches de ces sciences? a-t-elle justifié les espérances mises en elle, satisfait largement la conscience du médecin et l'attente du malade? a-t-elle enfin été assise sur des bases solides, défiant les attaques?

Hélas! non, et nous sommes bien forcés de reconnaître qu'elle a été jusqu'ici au-dessous de sa mission, qu'elle a été ballottée à travers les systèmes, qu'elle en a subi toutes les vicissitudes, et qu'elle est restée loin, bien loin de cette certitude, de cette sûreté d'action qu'on souhaiterait de lui voir posséder : elle n'a été jusqu'ici qu'un reflet de théories contestables et passagères, elle n'est pas gouvernée par des principes clairs, simples et fixes. La mobilité, l'incohérence même sont ses caractères frappants.

En présence de tant d'incertitudes, d'action aussi variable, qu'est-il arrivé? C'est qu'une foule de médecins, témoins affligés de ses effets, si douteux, si infidèles, et ne rencontrant pas dans leur pratique les résultats que l'enseignement des maîtres et leurs propres études leur permettaient d'espérer, se sont sentis gagner par le découragement, suite de nombreuses déceptions, et, devenus sceptiques sur l'efficacité des traitements, des médications internes, ont peu à peu désarmé devant le mal qui, lui, ne désarme pas, et, dans la crainte de nuire, ils se sont condamnés à l'expectation, qui est le rien-faire en médecine.

Pour sauver les apparences vis-à-vis du public, ils se sont résignés à ne plus donner que des médicaments, inoffensifs certes, mais hors d'état d'amener une action certaine, et, dans les maladies, surtout dans les maladies aiguës, ils ont affirmé qu'il fallait que l'affection fût toujours bien déclarée, bien en possession des organes, avant de lui opposer une timide médication, et qu'enfin ces maladies ont toujours une évolution et des périodes qu'on ne saurait ni abréger ni conjurer.

On comprendra sans peine que de tels préceptes sont une négation de la médecine et de la thérapeutique.

Il vaudrait bien mieux que les médecins qui ont perdu la foi dans la puissance de leur art renonçassent loyalement à leur profession, et, mettant en pratique le précepte de Boileau :

Soyez plutôt maçon si c'est votre talent,

quittassent une carrière qu'ils exerceront désormais sans conviction.

Cet état d'esprit de beaucoup de médecins ne manquera pas d'être taxé d'exagération, mais tous ceux qui, après les enseignements de l'école, ont pratiqué l'exercice de la médecine, savent bien quel abîme sépare l'enseignement de la pratique, et combien la thérapeutique actuelle est instable, inefficace souvent, dangereuse parfois.

Ce scepticisme qui, comme une lèpre, a gagné tant de membres du corps médical, se retrouve jusque dans les hôpitaux, et je n'ai pas oublié que, dans un hôpital où sont reçus les enfants atteints de ces terribles maladies du croup et de l'angine couenneuse, il nous fut répondu, à une interrogation que nous adressions, qu'on ne faisait pas de traitement médical, parce qu'on avait reconnu que les médications ne servaient à rien. On ne pratiquait que l'ouverture de la gorge, la trachéotomie, en plein foyer d'infection. Qu'on juge des résultats ! mais ce souvenir, douloureux à rappeler, pour moi, puisque l'une de ces jeunes victimes m'était attachée par les liens de la famille, exige que je n'insiste pas sur de pareils tableaux.

Si j'étais seul à signaler l'impuissance et l'instabilité de la médication actuelle, de la thérapeutique traditionnelle, officielle, celle de l'École, enfin, je risquerais fort de n'exciter que le doute, ou la protestation. Mais de nombreux témoignages, venant d'hommes éminents, publicistes, médecins, sont là pour confirmer la vérité de notre appréciation.

Qu'il me soit permis de citer les paroles d'un publiciste médical très connu, le Dr Amédée Latour, rédacteur en chef de l'*Union Médicale*.

« La médecine, dit-il, a dévié de sa véritable voie, et s'est « écartée de ce qui doit être son but, la guérison des malades, « elle a perdu de vue sa noble mission. Les médecins ne « se sont plus occupés que d'inventorier, d'étiqueter, de « classer les maladies, et, entre leurs mains, la médecine « n'est plus devenue qu'une inutile histoire naturelle. »

Claude Bernard, notre grand physiologiste, disait dans une de ses conférences qu'il n'y avait pas de réformes à faire dans la thérapeutique, puisqu'elle n'existait pas. C'est lui cependant qui a fait les travaux les plus importants sur l'action physiologique, fonctionnelle, des alcaloïdes. Mais leur emploi médical n'était encore soumis à aucune règle précise.

Écoutez, maintenant, l'appréciation d'un médecin fort éclairé et surtout fort sincère, le Dr Bonnefon, de Bordeaux.

« Il est cependant une branche des sciences médicales « qui, jusqu'à ce jour, est restée en arrière, et n'a suivi qu'à « pas bien lents les progrès rapides de l'anatomie, de la « physiologie et de la pathologie : nous voulons parler de « la thérapeutique, la science des remèdes, l'art de guérir, « proprement dit, et pourtant, c'est elle qui doit être le cou- « ronnement de l'édifice. C'est à son perfectionnement que « doivent tendre toutes les autres branches des sciences « médicales, et c'est la *raison d'être* du médecin.

« Que demandent, en effet, à la médecine les milliers de « malades que nous rencontrons ? le soulagement de leurs « souffrances, la guérison de leurs maux. Qu'importe au « malheureux couché sur son lit de douleur que vous analy- « siez savamment tous les symptômes de la maladie, que « vous précisiez mathématiquement le point exact de ses « poumons, de son foie, de son cerveau, qui est atteint, si « au bout de toutes vos investigations vous n'avez autre « chose à lui dire que : « prenez patience » ? il vous répon- « dra alors avec raison : Alors à quoi bon le médecin et la « médecine ? Je n'ai pas besoin de vous ; laissez-moi mou- « rir en paix si vous ne pouvez rien pour moi. »

« Évidemment, nous ne voulons pas dire que la méde- « cine, en face des maladies, soit réduite à les étudier, à « les observer savamment, sans pouvoir rien faire pour en- « rayer leur marche, pour empêcher les désordres qu'elles « entraînent. Ce serait une exagération. Bien souvent, en « effet, le médecin peut soulager celui qui souffre, quelque « fois il peut même le guérir. Malheureusement, il faut bien « avouer que ces derniers cas sont rares, et que, le plus sou- « vent, l'homme de l'art, en face des maladies qui frappent « sans cesse l'humanité, se sent impuissant à les conjurer. « Certes, il ne l'avoue pas au patient, il trouve autre chose « à lui ordonner que la résignation : la matière médicale, « cet arsenal pharmaceutique que chaque siècle, chaque « année vient gonfler, est assez riche en remèdes pour qu'il « soit toujours possible d'y puiser une formule plus ou « moins compliquée, appropriée à la circonstance, mais cette « abondance même de remèdes prouve leur peu d'efficacité : « elle démontre clairement que chaque génération médicale, « mécontente des moyens de guérir que la tradition de « l'école lui transmet, en cherche de nouveaux plus sûrs et « plus actifs sans y réussir souvent.

« Ce peu de sûreté de la thérapeutique devait amener « fatalement le scepticisme médical. Les générations médi-

« cales qui viennent de finir en étaient profondément « atteintes; et encore aujourd'hui, quoi qu'on en dise, ce « scepticisme domine l'enseignement officiel. On approfon- « dit l'anatomie, la physiologie, on acquiert un diagnostic « d'une précision merveilleuse, mais la thérapeutique reste « dans l'ombre. On se contente d'apprendre quelques-unes « de ces compilations qui ont été écrites sur la matière mé- « dicale, on épuise des trésors de science et d'érudition pour « jeter un jour éclatant sur les causes et la nature des mala- « dies, et, quand on a résolu le problème du diagnostic, on « écrit, par acquit de conscience, une de ces vieilles formules « que les traités indiquent en pareil cas, remède banal que « l'on donne le plus souvent sans compter sur son effet, s'en « rapportant à la nature du soin de guérir le malade, ou de « l'enlever.

« Pendant quelque temps même, on a élevé l'*inaction* en « médecine à la hauteur d'une *méthode scientifique;* on traitait « tout par l'expectation, laissant la maladie dérouler libre- « ment ses phases jusqu'à la guérison ou la mort; quelques « tisanes, quelques potions anodines, dissimulant cette « inaction, servaient à justifier la présence des médecins. « Ceux-ci n'étaient plus que d'inutiles naturalistes passant « leur vie à observer et à dessiner les maladies de l'homme. »

On voit par ces citations quelle confiance peut donner la thérapeutique suivie jusqu'à ce jour, et si le besoin d'une rénovation ne s'imposait pas à tout médecin jaloux de remplir sa noble mission, et de justifier la confiance des malades.

L'impuissance et les revers des médications usitées jusqu'ici tenaient à deux causes principales.

La première résulte des doses exagérées, massives, des médicaments employés; une telle pratique devait avoir pour résultat la révolte et l'intolérance des organes qui, pour se débarrasser promptement de quantités impossibles à assimiler, vu leur excès, sont obligés à un appel violent des énergies vitales, et n'obtiennent souvent l'élimination de leur ennemi qu'au prix de la spoliation des forces de l'organisme.

Une deuxième cause d'impuissance de la thérapeutique tient à l'infidélité, à l'instabilité des médicaments, à leur mode défectueux de préparation.

S'il s'agit des plantes, les principes qu'elles renferment, et qu'on prétend donner sous forme de tisanes, d'extraits, de teintures alcooliques, de poudres, ne présentent aucune garantie pour le malheureux patient. Car, les principes actifs varient dans une même *plante*, dans une même *écorce*, dans une même *racine*, suivant le climat qui les produit, la saison de leur récolte, leur état plus ou moins parfait de dessiccation, suivant qu'elles proviennent de la montagne ou de la plaine, suivant leur *croissance spontanée* ou due à la culture, et ces différences peuvent aller si loin que telle plante pourra renfermer 20 fois moins de principe actif que l'échantillon voisin, quoique toutes deux offrent absolument les mêmes caractères extérieurs.

Un exemple : Dans les climats du centre et méridionaux, il existe une plante, appelée Aconit, bien connue par ses belles fleurs bleues en forme de casque, et qui renferme un principe très actif, au point qu'ingérée par erreur ou dans une intention criminelle, elle a causé de nombreux empoisonnements; eh bien, dans les pays du nord, on peut en manger impunément les jeunes pousses en salade.

Préparez maintenant avec des éléments aussi disparates vos potions, extraits, teintures, poudres, pilules, etc. Comment le médecin, qui a fait choix d'une de ces préparations, pourra-t-il savoir ce qu'il donne, et combien il donne? Cette ignorance où il est de la dose du principe actif est fatale, et s'il n'obtient pas le résultat sollicité, ou bien s'il suscite des effets exagérés, qui constituent de nouveaux dangers pour le malade, alors, trompé dans son attente, ou effrayé des symptômes qu'il observe, il en arrivera, plus ou moins vite, mais nécessairement, à s'abstenir, dans la crainte de nuire, et à ne plus prescrire que des préparations anodines, calmantes, sirops, juleps. S'il tient encore au médicament, il ne le donnera plus qu'à une dose insignifiante, laissant ainsi à la maladie le champ libre pour évoluer, soit en bien, soit en mal. Parti du principe qu'il faut donner de fortes doses, il finit par n'en plus donner, ou à peu près. Au début de sa pratique, il a troublé les fonctions par l'exagération de ses doses, et plus tard il les abandonnera à tous leurs écarts.

Telles sont les causes principales qui ont conduit tant de médecins à s'abstenir : c'est ce qu'on appelle l'expectation, et les médecins qui s'y résignent sont des médecins expectants.

D'autres, et combien nombreux ! ont été amenés à ce désarmement devant l'ennemi par l'idée erronée et funeste que les maladies en général ont une évolution et des périodes qu'on ne peut modifier, et qu'on doit se borner à surveiller.

Ici encore, le résultat est le même, c'est le rien-faire, ou à peu près.

Je crois avoir, par ces considérations, suffisamment montré l'incertitude et le peu de ressources réelles de la médication contemporaine.

Une réforme s'imposait donc, et pour qu'elle fût vraie et utile, elle devait s'inspirer de principes différents de ceux qui ont dirigé la thérapeutique jusqu'à nos jours.

Une telle réforme, événement considérable dans la science, n'était pas une œuvre facile à entreprendre et à mener à bien.

Mais, quand elle est souhaitée, attendue par les esprits, elle finit ordinairement par susciter l'homme qui doit lui donner la vie, une formule, des règles, et revêtir d'une forme concrète des désirs, des aspirations jusque-là indécises et flottantes.

C'est à un médecin et chirurgien éminent, le professeur

Burggraeve qu'il était réservé d'ouvrir une ère nouvelle à la thérapeutique par la création de la Méthode Dosimétrique, ou *Dosimétrie*. Sa haute personnalité scientifique, quarante années d'enseignement théorique et clinique, une œuvre scientifique considérable, une vaste érudition, un dévouement profond pour la souffrance, semblaient le désigner pour la grande œuvre de la restauration thérapeutique.

Vingt années de cette existence si bien remplie ont été employées par le maître à créer et à répandre la doctrine.

Comme il en fut le créateur, il en a été l'apôtre, et l'Europe entière a assisté au spectacle étonnant d'un homme frappant aux portes des universités, des facultés, des réunions savantes, pour y exposer ses principes, provoquer les adhésions, et répandre partout les clartés nouvelles, par la parole et par la plume.

Abordons maintenant l'étude de la Méthode.

Un assez grand nombre de personnes, même parmi les médecins, vont d'abord nous demander ce que signifie ce mot *Dosimétrie* par lequel a été désignée la méthode thérapeutique dont nous avons à parler.

Par Dosimétrie nous désignons une méthode de traitement des maladies, s'appuyant sur des médicaments sinon nouveaux, du moins introduits par le professeur Burggraeve dans l'application pratique, méthode qui agit d'une manière ininterrompue contre les symptômes morbides, au moyen d'agents puissants, donnés à des doses initiales très faibles, mais rapprochées à de courts intervalles, et continuées jusqu'à la disparition complète des accidents qu'on se propose de combattre. En d'autres termes, c'est une méthode essentiellement agissante, dans laquelle les moyens d'action se mesurent à la résistance des symptômes, comme à leur gravité.

Tel est le caractère principal de la Dosimétrie : une action continue, au moyen de doses faibles, pour ne pas nuire, mais répétées jusqu'à ce que le médecin ait triomphé des signes qu'il veut combattre.

La Dosimétrie n'est pas un système, c'est un ensemble de règles pour appliquer, au grand avantage de l'humanité, les précieux agents qu'elle met en œuvre et qu'elle introduit dans le traitement.

Ces règles sont simples, claires, précises.

1° Le traitement des maladies comprend deux parties ou principes :

La dominante et la variante du traitement.

La dominante consiste dans l'emploi des médicaments qui s'adressent à la cause ou à la nature du mal, et la variante s'entend de ceux qui combattent les symptômes ou effets.

Ces deux éléments de toute maladie existent indépendamment l'un de l'autre; ils ne se confondent pas. On aura beau, en effet, calmer la souffrance dans ses diverses formes, douleur, spasme, congestion, on n'aura pas le succès tant que la cause n'aura pas été vaincue. Or, cette cause se révèle souvent par des caractères qui frappent le médecin ou que le malade présente; le voile qui la couvre peut être levé par l'esprit et la sagacité du médecin s'exerçant sur les symptômes ou les désordres matériels qu'il constate.

Il importe donc beaucoup, chaque fois qu'on a pénétré la cause, de l'attaquer par la dominante.

Quant à la variante du traitement, elle s'adresse aux symptômes ou effets pour les combattre : elle est d'une importance extrême, car les symptômes sont infiniment variés, et c'est eux qu'on supplie, avant tout, le médecin de calmer; en outre, c'est souvent par leur cessation qu'on atteint la maladie dans son principe même.

2° La seconde loi de la Dosimétrie se formule ainsi : aux maladies aiguës un traitement *aigu*, aux maladies chroniques un traitement *chronique*.

Ceci veut dire simplement que, si le mal est brusque, accéléré au point de ne mettre souvent que quelques heures pour parcourir la période vitale, ou fonctionnelle, avant d'attaquer les organes, le remède doit agir avec la même activité, à doses rapprochées, tous les quarts d'heure, toutes les demi-heures, jusqu'à cessation des symptômes. C'est le seul moyen de parer aux désordres organiques.

Il faut donc se presser, agir coup sur coup, jusqu'à ce qu'on ait obtenu le résultat désiré.

Aux maladies chroniques il faut, avons-nous dit, un traitement chronique. Les maladies chroniques, fort nombreuses, sont celles qui s'établissent avec lenteur, exigeant des mois et des années pour leur complet développement. Leur durée peut être indéfinie.

Dans toute maladie chronique, il faut agir longuement, modérément, par des remèdes donnés à faible dose puisqu'ils doivent être continués longtemps.

Dans les maladies aiguës, le temps peut tuer rapidement, dans les maladies chroniques le temps est une condition de guérison.

3° Dans les maladies le trouble et le désordre des fonctions précède et prépare le désordre dans les organes. C'est donc aux fonctions dérangées de leur équilibre, par surexcitation ou par atonie, qu'il faut s'adresser par le moyen des agents nouveaux de la Dosimétrie. Ceux-ci agissent bien plus sur les propriétés vitales de contractilité et de sensibilité que sur les organes eux-mêmes qui ne sont influencés que consécutivement.

Si l'action fonctionnelle, toute dynamique, a été dérangée, soit par excès, soit par défaut, les médicaments puissants de la Dosimétrie rétablissent son équilibre, qui constitue l'état de santé, car la santé n'est que l'harmonie des diverses fonctions. Or cette harmonie fonctionnelle est très instable, suivant les tempéraments, les milieux qui nous entourent, et varient à l'infini. Chaque fois que la force vitale est affaiblie, la santé se trouve altérée, et il y a imminence de maladie.

La Dosimétrie se propose donc d'agir dès le début, quand cela est possible, par ses médicaments, pour rétablir sans retard le jeu harmonique des fonctions et empêcher le mal d'envahir les organes. C'est une méthode surtout agissante, qui marche droit à l'ennemi, pour le terrasser et arrêter ses ravages. Par elle, les fonctions nerveuses, circulatoires, sont ramenées au type régulier, la fièvre est enchaînée, et l'incendie qui menaçait de tout consumer est arrêté dans sa marche désastreuse.

La Dosimétrie vient au secours de la vitalité, quelquefois exaltée, plus souvent défaillante. En réalité, dans les maladies, l'énergie vitale est presque constamment au-dessous de la moyenne.

Il n'est donc pas besoin d'excitants, mais d'équilibrants. Toute maladie déprime la vitalité et l'abaisse, même celles qui s'annoncent avec les caractères les plus violents.

4° Pour le médecin dosimètre, la fièvre est un ennemi qu'il faut toujours combattre, qu'il faut s'efforcer d'abattre au plus vite, pour l'empêcher de dévorer l'organisme. La fièvre est génératrice d'une foule d'accidents qui, à leur tour, en font naître d'autres. Telle une pierre jetée dans l'eau et déterminant des cercles qui s'étendent en s'élargissant. En étouffant cette hydre menaçante, les autres effets cesseront d'eux-mêmes.

Or, l'état fébrile se constate avec précision par le thermomètre appliqué pendant quelques minutes sous l'aisselle. La chaleur humaine étant en moyenne de 37° centigrades, toute élévation du thermomètre au delà de ce point devra être attribuée à la fièvre. Celle-ci, suivant les maladies, pourra élever l'instrument à 38, 39, 40 et 41°; au delà de cette limite, le péril est très grand. Le thermomètre est donc l'instrument le plus exact pour déterminer le degré de fièvre, et infiniment supérieur aux autres procédés d'investigation, comme l'application de la main à la peau, ou le degré de fréquence du pouls.

Résumons donc les règles de la Dosimétrie en quelques mots :

1° Dans la lutte contre la maladie, se guider d'après deux principes, la Dominante du Traitement et la Variante ;

2° Contre les maladies aiguës, un traitement aigu ;

3° Contre les maladies chroniques, un traitement chronique ;

4° Relèvement des fonctions et des énergies vitales par le rétablissement de leur état d'équilibre rompu ;

5° Lutte énergique et continue contre l'état fébrile ;

6° Intervention aussi prompte que possible pour enrayer le mal.

DES MÉDICAMENTS DOSIMÉTRIQUES

Abordons maintenant l'étude des agents mis en œuvre par la Dosimétrie.

Pour agir conformément aux règles que nous avons expliquées, pour satisfaire à des indications aussi importantes, il fallait s'appuyer sur des médicaments doués d'une grande énergie, d'une pureté absolue, et exempts de tout danger par leur mode d'administration, problème difficile, mais résolu par le fondateur de la méthode. Ces précieux agents existaient, mais presque sans emploi.

Ce sont les Alcaloïdes provenant des végétaux, dont ils constituent les principes actifs. Quelques-uns, comme la morphine, la codéine, la digitaline et la quinine, avaient bien, depuis longtemps, reçu diverses applications.

Mais ces puissants auxiliaires inspiraient toujours de la crainte, due aux doses souvent énormes auxquelles on les avait donnés, de sorte que les médecins s'étaient eux-mêmes enfermés dans un cercle qu'ils s'interdisaient de franchir. On avait fixé des doses dites *minima* et *maxima*, qu'on ne devait pas dépasser.

Une telle méthode est répudiée hautement par la Dosimétrie. Pour celle-ci, il n'y a de limite aux doses que l effet sollicité et obtenu, et, comme la dose initiale ne peut jamais être nuisible, on la répète jusqu'à la chute du symptôme à combattre.

Les autres alcaloïdes, réputés dangereux, n'étaient pas employés. Ils n'étaient que des objets de curiosité enfermés dans l'armoire des pharmaciens.

Définition des alcaloïdes. — Désireux de ne rien laisser dans l'ombre, j'ai pensé qu'il n'était pas inutile de dire quelques mots de la nature des alcaloïdes, armes principales de notre méthode et d'en donner la définition.

On nomme alcaloïdes des principes se rapprochant des alcalis, tels que la potasse, la soude, l'ammoniaque, la chaux, la magnésie, etc. Ces alcaloïdes, extraits des végétaux, neutralisent les acides, comme les véritables alcalis, et forment avec eux des *sels*. En général ils sont sous forme solide, blancs, cristallisés, ou en filaments soyeux, ordinairement âcres et amers, peu solubles dans l'eau, mais beaucoup dans l'alcool, et composés de quatre corps, le carbone, l'oxygène, l'hydrogène et l'azote.

Les alcaloïdes peuvent donc s'unir aux acides pour constituer de nouveaux corps appelés *sels;* sous cette forme nouvelle ils sont d'un usage fréquent en Dosimétrie, exemples : les arséniates, les valérianates, les bromhydrates, etc.

Qu'on me pardonne cette courte digression dans le champ de la chimie. Je reviens maintenant à nos agents dosimétriques.

C'est au professeur Burggraeve qu'est échu le grand honneur d'avoir ramené au jour tant d'agents merveilleux jusque-là cachés ou délaissés, de les avoir expérimentés tous sur lui-même et d'en avoir fait les auxiliaires indispensables de la nouvelle thérapeutique.

Forme du médicament. — Ce n'était pas assez : il fallait leur donner une forme commode, qui les rendît entièrement solubles dans les organes digestifs, et leur permît de pénétrer jusqu'aux dernières limites de l'organisation, c'est-à-dire les cellules.

Élimination. — En outre il fallait qu'après avoir exercé leur action, ils fussent éliminés rapidement, pour éviter toute accumulation et, partant, tout danger.

Intolérance. — Ils devaient surtout ne provoquer aucun symptôme d'intolérance, agir silencieusement et ne manifester leur action que par l'apaisement et le retour au calme.

Granulation. — C'est en les présentant sous forme de petits granules, entièrement solubles, que le professeur Burggraeve parvint à remplir toutes ces conditions et à doter la thérapeutique d'agents puissants, inoffensifs quand ils sont donnés suivant les règles; ils constituent de véritables armes de précision, n'ayant rien de commun avec les drogues inertes, dangereuses ou nauséabondes, de l'ancienne thérapeutique.

Activité. — Et pourtant, quelle activité! un granule de quassine, par exemple, renferme autant de principe actif qu'une tasse de cette substance, connue par son amertume.

On sait quelle répugnance cause le sulfate de quinine : eh bien, quelques granules d'arséniate de quinine au milligramme, remplacent une dose considérable de cette préparation.

Fer. — S'il s'agit de donner le fer, employé habituellement à doses dix fois trop fortes, quelques granules d'arséniate de fer suffisent aux indications que réclament les affections anémiques, chloro-anémiques. Sous leur influence, le sang est reconstitué dans son élément vital, les globules, et simultanément disparaissent les symptômes pénibles de ces maladies, comme l'essoufflement, la pâleur, les troubles digestifs : quelques semaines suffisent pour amener ce résultat.

Conservation. Fixité. — La conservation des granules dosimétriques est presque indéfinie. Dans tous les climats, sous toutes les latitudes, ils se conservent intacts, et cette fixité rend les plus grands services aux marins, aux explorateurs, à tous ceux qui sont appelés à de longs voyages.

Très actifs sous leur petit volume, ils sont toujours prêts; ils nous affranchissent des drogues écœurantes de l'ancienne médecine, qui rebutaient les malades, ou bien, décomposées par la fermentation, devaient être remplacées au bout de quelques jours, au grand profit du pharmacien mais au grand détriment de la bourse du malade.

Facilité d'administration. — Leur administration aux malades est d'une commodité extrême.

Il suffit de les mettre sur la langue, et de les avaler au moyen d'une gorgée ou d'une cuillerée à café, d'un liquide quelconque, préférablement l'eau sucrée.

Solubilité. — On a déjà vu qu'elle était absolue.

Division. — Selon l'énergie des substances qui entrent dans la composition des granules dosimétriques, ceux-ci comprennent 3 séries.

Dans la première, le granule renferme un demi-milligramme d'alcaloïde.

Dans la deuxième, un milligramme.

Dans la troisième, un centigramme.

On voit donc que les granules renferment une quantité pondérable de médicament. Ils diffèrent en cela, et complètement, des globules de l'homœopathie, avec lesquels on pourrait être tenté de les confondre, de même qu'on voudrait considérer la Dosimétrie comme une espèce d'homœopathie.

Je n'ai pas ici à comparer ces deux méthodes. Il me suffira de dire que, ni pour la doctrine, ni pour la composition des médicaments, il n'y a aucune comparaison à établir. La Dosimétrie est aussi loin de l'homœopathie que de l'ancienne médecine, qualifiée d'allopathie.

Simultanéité d'administration. — Il ne faudrait pas croire qu'il suffise d'un seul médicament pour combattre un état morbide.

Souvent on doit en donner plusieurs à la fois, ou dans le même jour, et, loin de se contrarier, ils ont une action synergique, conspirant tous à un même but.

Éléments des maladies. — C'est que presque jamais la maladie n'est une chose simple : elle possède des éléments très divers. En même temps que la fièvre, il peut y avoir spasme, contraction exagérée, ou subparalysie, douleur, congestion.

Il est nécessaire d'agir simultanément contre ces éléments divers, et de donner en même temps les purs agents qui s'adressent à chacun d'eux.

Applications. — Ainsi, contre le spasme douloureux, nous donnerons quelques granules d'hyoscyamine, ou d'atropine; contre la douleur, la codéine, la morphine; contre la fièvre, l'aconitine, la vératrine, la digitaline; contre la subparalysie, la strychnine, la brucine.

Et c'est ainsi qu'en attaquant simultanément les divers éléments des maladies, nous obtiendrons l'apaisement général.

Strychnine et sels. — Parmi nos agents de médication, il en est un qui possède une propriété des plus remarquables, celle d'inciter, de provoquer les énergies vitales. Nous voulons parler de la strychnine qui, soit seule, soit à l'état d'arséniate, de sulfate, d'hypophosphite, trouve son application dans la plupart des états morbides, et, donnée en même temps que les autres médicaments, augmente considérablement leur action, à tel point que, selon l'expression pittoresque du professeur Burggraeve, c'est en quelque sorte le cheval de bataille du médecin.

Mode d'action des médicaments dosimétriques. — C'est là une question délicate.

Comment agissent les médicaments dosimétriques, après leur absorption ? Chacun d'eux possède-t-il une action élective sur un élément particulier de l'organisation ? Se combinent-ils avec avec nos humeurs ? Est-ce sur le sang, sur les nerfs, sur les fibres musculaires qu'ils portent leur influence, ou bien par une sorte d'électricité vitale qu'ils provoquent ?

Beaucoup d'hypothèses peuvent être faites à cet égard : mais il est bien difficile de lever entièrement le voile dont la nature couvre ses opérations mystérieuses. Nous ne pouvons nous lancer dans le vaste champ des conjectures.

Nous dirons seulement qu'aux yeux du fondateur de la Méthode, les agents dosimétriques n'entrent pas en combinaison avec nos humeurs ni avec nos tissus : leur action est une influence de contact, de présence, une impression sur les forces vitales, et de là sur les fonctions. Cette action serait donc bien plus dynamique que matérielle. Les alcaloïdes possèdent en général des propriétés excito-motrices, et amènent la contraction des minuscules vaisseaux capillaires, par l'intermédiaire de nerfs spéciaux, nommés vasomoteurs.

Je dois ici réfuter une objection qu'on a faite à l'application des médicaments dosimétriques Oui, a-t-on dit, nous admettons bien que les granules constituent une forme commode, et que leurs principes sont très actifs. Seulement (car il y a toujours un seulement), ils ne renferment pas une dose invariable du médicament, tantôt plus, tantôt moins, et, par suite, on n'est pas bien sûr de ce qu'on donne.

Je répondrai que cette objection ne peut pas venir des malades ni de leur entourage, parce que l'analyse chimique très délicate, très spéciale, leur est inconnue. Leurs doutes sont donc inspirés par les médecins étrangers à la Méthode Dosimétrique, et ne l'ayant jamais essayée; ce sont eux qui, consultés par leurs clients, insinuent qu'on ne peut se fier absolument aux médicaments dosimétriques, parce qu'ils ne renferment rien, ou contiennent des principes dangereux. Mais eux-mêmes n'ont jamais pratiqué l'analyse de ces agents qu'ils se bornent à critiquer.

Cette crainte ou ce dédain qu'ils affichent pour des médicaments qu'ils n'ont jamais su ou voulu donner, dissimule le mauvais vouloir ou l'ignorance. Eh quoi! les médecins savent-ils donc mieux ce qu'ils donnent en prescrivant leurs poudres, sirops, pilules massives, insolubles? Non; j'ai d'ailleurs démontré l'incohérence, l'incertitude de leurs préparations, je n'y reviendrai pas.

Quant aux agents de la Dosimétrie, ils sont soumis chaque mois à une minutieuse analyse chimique, laquelle a toujours démontré que, d'un granule à un autre, la dose ne varie que d'un à deux dixièmes de milligramme. C'est absolument insignifiant, et ce n'est certes pas dans les granules que l'ancienne médecine fabrique, qu'on peut espérer de rencontrer une plus grande précision.

Mais, ce qui est vrai, c'est que le médecin dosimètre se préoccupe peu de la dose que contient un granule comparé à un autre. Ce n'est pas sur un granule, mais sur une série, variable suivant la résistance des symptômes, qu'il fixe son espoir. Le granule doit être donné jusqu'à effet, tout est là pour lui.

Qu'importerait donc qu'un granule renfermât un peu plus ou moins que l'autre? Est-ce qu'il connaît *a priori* la quantité qu'il devra donner ? Il laisse au médecin allopathe la tâche ardue de s'enfermer dans ses doses maxima, et ne considère, lui, que l'effet qu'il veut obtenir. Le médecin allopathe s'arrête en chemin, le médecin dosimètre va jusqu'au but. J'en ai assez dit sur ce sujet.

De l'intervention du médecin. — Mais, dira-t-on, dans tous les cas aigus, à invasion et à marche rapide, on ne peut pas toujours appeler aussitôt le médecin, et, le plus ordinairement, celui-ci se trouve en présence d'une maladie déjà établie, en possession des tissus et des organes. Il ne pourra donc plus agir avec cette rapidité que vous attribuez à votre méthode; lui aussi se trouvera désarmé, impuissant.

Nous répondrons que l'action de la Dosimétrie, même invoquée tardivement, est encore très grande. Si l'on se trouve en présence de poumons déjà enflammés (fluxion de poitrine), de rhumatismes articulaires ou musculaires aigus, accompagnés de gonflement, de fièvre, de tout le cortège des troubles généraux, le médecin pourra les combattre avec succès par l'emploi des médicaments qui s'adressent à la fièvre et à l'inflammation.

Ce sont d'ailleurs les mêmes : toutes les demi-heures, toutes les heures, il donnera à la fois un granule d'aconitine, un de digitaline, et un de vératrine; si la douleur est très vive, il la combattra par les granules de morphine, de cicutine, donnés aussi de demi-heure en demi-heure, en alternant avec les médicaments précités.

Et c'est ainsi qu'en agissant simultanément contre la fièvre, contre l'inflammation, contre le spasme et la douleur, il arrêtera et triomphera rapidement de maladies déjà parfaitement déclarées. Après les troubles généraux s'effaceront les troubles locaux, de même pour les autres maladies aiguës inflammatoires.

Une grande perte de temps peut, dans tous ces cas, être évitée par le médecin, qui doit toujours porter avec soi un petit portefeuille renfermant les principaux granules dosimétriques, ceux que réclame l'état violent aigu, fébrile : avec une douzaine de petits tubes le médecin sera toujours en mesure de parer aux accidents qu'il faut arrêter ; pour les autres, le temps ne manquera pas pour rédiger une ordonnance et les prendre chez le pharmacien.

On pourrait craindre qu'une intervention aussi continue, aussi fréquente, n'incombe qu'au médecin, qui évidemment ne pourrait y suffire : heureusement, cette crainte est chimérique, et toute personne donnant les soins au malade, même dans les campagnes, saura très vite, avec l'instruction du médecin, faire prendre les granules aux intervalles indiqués. L'intelligence la plus ordinaire suffira, il ne faut que de l'attention. D'ailleurs l'état du malade en péril n'est-il pas un stimulant et une garantie d'exactitude ?

La Médecine Dosimétrique n'est pas exclusive. — Si la thérapeutique nouvelle est applicable aussi bien aux états aigus et chroniques qu'aux manières d'être de l'organisme qualifiées d'états constitutionnels, elle n'est pas du tout exclusive, jalouse, intolérante ; loin de là, elle admet parfaitement les applications extérieures usitées dans les maladies.

Les moyens émollients, cataplasmes, etc. ; les rubéfiants, la teinture d'iode, les vésications, les pointes de feu ; tout cet appareil quelque peu barbare n'est pas, en principe, repoussé par elle, mais employé toutefois avec modération ; il en est de même de l'électricité statique et dynamique dont elle reconnaît la puissance.

Quant aux émissions sanguines, par les sangsues, les ventouses scarifiées, pourquoi contesterait-elle leur efficacité dans tant de cas?

Quant à la saignée générale, exemple frappant de l'instabilité des doctrines en médecine, cette saignée fameuse qui, après avoir constitué le fonds de la thérapeutique, est si abandonnée maintenant, qu'ayant été tout elle n'est plus rien, la Dosimétrie n'admet pas cet ostracisme qui n'est, lui aussi, qu'une exagération; elle sait bien que, quand le système des petits vaisseaux est engorgé par le sang, une saignée pratiquée avec modération aura les plus heureux résultats, en rétablissant le courant, soit dans la circulation générale, soit dans la circulation pulmonaire. C'est ce que le professeur Burggraeve appelle « donner de l'air au tonneau ».

C'est à la sagacité du médecin d'apprécier les cas où la saignée est utile. Mais il faut toujours éviter de déprimer les forces vitales.

Répétons donc que la Dosimétrie ne repousse aucun moyen auxiliaire : même pour le traitement interne, elle accepte très bien de donner les granules dans quelque potion simple, quelque looch, quelque vin généreux, mais qui ne sont que l'accessoire de la médication.

Les eaux minérales possèdent aussi de grandes vertus, et, si les médecins avaient bien voulu raisonner leur mode d'action, ils auraient pu voir quelles faibles doses des principes sulfureux, iodés, arsenicaux, elles renferment. Leur action en est-elle moins efficace, moins topique? n'agissent-elles pas comme les médicaments dosimétriques, par de petites doses, par une action de contact, d'impression sur les forces vitales, et non par combinaison chimique?

Reconnaissons donc l'analogie d'action entre elles et les agents de la Dosimétrie, et sachons faire notre profit de la leçon continuelle qu'elles nous donnent.

Agent thérapeutique de l'entraînement (Sedlitz granulé). — Ici, il ne me reste plus qu'à citer le passage du beau livre sur le Puerpérisme, qui a pour auteur le professeur Hamon, adepte convaincu de la Dosimétrie.

« Un agent thérapeutique domine en quelque sorte la « scène ; c'est le Sedlitz déshydraté. Ce sel effervescent est « le laxatif, le purgatif le plus précieux mis à la disposition « du praticien, son goût n'a rien de désagréable. On en ob- « tient facilement l'effet, soit léger, soit énergique, que l'on « désire. Il se conserve indéfiniment; sans son précieux con- « cours, l'usage de la Dosimétrie serait bien difficile, car lui « seul possède les qualités indispensables pour assurer une « bonne assimilation des médicaments.

« C'est à la Dosimétrie que l'on doit ce précepte, si essen- « tiel, de tenir le tube gastro-intestinal dans le plus grand « état relatif de propreté, si je puis ainsi dire. Si l'estomac, « si les intestins sont obstrués par des matières saburrales « et autres produits qui masquent la muqueuse, oblitèrent « les minuscules lumières des innombrables vaisseaux ab- « sorbants dont se trouve constellée cette vaste surface, les « médicaments ne sauraient forcer l'entrée de l'organisme.

« Sans cette précaution de laver incessamment cette surface « d'absorption, il serait impossible de compter sur l'action « sûre et prompte d'aucun médicament. Si cette assertion « est vraie dans la thérapeutique allopathique, avec ses mé- « dicaments, dont la pureté n est rien moins que chimique, « elle l'est bien davantage encore dans la thérapeutique « dosimétrique, qui n'a recours qu'à des médicaments quin- « tessenciés, à des alcaloïdes, à des produits chimiquement « purs. La condition de l'absorption des granules minus- « cules, c'est que leur voie d'introduction soit aussi libre que « possible, par la non-oblitération des lumières des vais- « seaux absorbants : tel est le but qu'on se propose, en opé- « rant un lavage journalier du tube gastro-intestinal, au « moyen du Sedlitz granulé. Grâce à cette précaution, les « précieux alcaloïdes, les arséniates, sont absorbés presque « aussitôt après leur introduction dans les premières voies. « Il s'ensuit que les effets de l'accumulation ne sont pas à « craindre dans la réforme dosimétrique; c'est tellement

« vrai que, depuis la vulgarisation de la Méthode Burggrae-
« vienne, on ne saurait citer un seul exemple d'intoxication
« produite entre les mains d'un médecin dosimètre.

« C'est au défaut d'absorption qu'il faut attribuer l'inertie
« fréquente des médicaments allopathiques; on les accuse
« d'impureté. Ils n'agissent pas parce qu'ils ne pénètrent
« pas dans l'économie, l'accès leur en est fermé par l'occlu-
« sion des bouches absorbantes. Cet obstacle vient-il tout à
« coup à être levé, éclatent alors de formidables accidents
« d'intolérance, occasionnés par une absorption trop rapide
« d'une trop forte dose médicamenteuse.

« Je crois, pour ma part, que bien des succès de la Mé-
« thode Burggraevienne sont attribuables à la précaution de
« tout médecin dosimètre de tenir constamment nettoyée la
« surface intestinale et stomacale. »

J'ajouterai, moi, qu'un assez grand nombre de maladies ont pour effet primitif de suspendre l'absorption, comme le choléra, les fièvres typhoïdes, les fièvres pernicieuses, algides, les anémies graves, etc.

Ce serait commettre une erreur de croire que l'action de la Médecine Dosimétrique ne s'exerce utilement que dans les états aigus ou chroniques, dans l'état de maladie enfin. Si cette action frappe surtout dans les cas aigus, elle n'est pas moins remarquable dans toutes les manières d'être de l'organisme qui, sans se traduire par des symptômes bien apparents, ont pour caractère la mauvaise qualité de la matière organique, en général, la prédisposition morbide, le fonctionnement de la vie incomplet ou languissant.

Dans tous ces cas, c'est au relèvement des actions vitales que doivent tendre tous les efforts du médecin. Il faut un véritable assolement organique, qui rende au terrain les principes en défaut, expulse ceux qui sont nuisibles, et, par l'intermédiaire des fonctions, maintienne le principe vital au ton nécessaire.

Sans vouloir contester les grands services que la médecine ordinaire rend dans ces états constitutionnels, par l'application des ressources de l'hygiène, nous affirmons que la Dosimétrie possède aussi des armes très efficaces, lesquelles, grâce à leur petit volume et à leur pureté, sont aptes à réveiller l'action organique, à porter un secours puissant à tous les moyens que l'hygiène, ou les eaux minérales utilisent dans ce but.

C'est ainsi qu'agissent, et merveilleusement, les incitants dosimétriques, la strychnine, la brucine, les granules d'hypophosphites, de strychnine, de chaux ou de soude, les arséniates de fer, d'antimoine, etc., le phosphore donné sous forme d'acide phosphorique, etc.

Quant aux applications de la Dosimétrie à la chirurgie, aux maladies chirurgicales, elles sont admirables dans leurs effets, et c'est à la chirurgie qu'a été appliquée en premier lieu la méthode, contre l'état fébrile, les états nerveux, l'infection purulente, etc. Mais c'est là un sujet trop vaste, et je ne puis que l'indiquer.

Jugulation des maladies aiguës. — Nous avons vu que la Médecine Dosimétrique, armée contre les maladies en général, montrait surtout sa puissance dans l'état aigu.

Quand le mal est encore à ses débuts, qu'il n'agit que pour troubler le jeu régulier des fonctions, sans avoir eu le temps de modifier la structure des organes, alors si la Médecine Dosimétrique est appliquée à temps, la maladie peut être arrêtée, sans pouvoir parcourir ses périodes. C'est ce qu'on appelle *jugulation*, ou arrêt rapide.

Ce résultat si heureux est-il possible? La vieille Médecine officielle répond que non, confessant ainsi son impuissance, en raillant la méthode nouvelle.

La Médecine Dosimétrique répond victorieusement par une foule de faits péremptoires. Oui, les maladies inflammatoires, angines, pleurésies, fluxions de poitrine, rhumatismes aigus, cèdent à son influence en quelques jours, quelques heures même, avant d'avoir eu le temps de ravager l'organisme. Quelle économie de temps, de souffrances, quelle abréviation des convalescences autrefois si longues, si fertiles en accidents!

Là est le véritable triomphe de la Dosimétrie. En soutenant la vitalité opprimée, en tuant dans l'œuf les symptômes morbides, elle réalise les trois conditions du problème thérapeutique, l'action rapide, sûre, agréable.

Caractères de la méthode. — On a pu voir par notre exposé que la thérapeutique dosimétrique est essentiellement physiologique et vitaliste. C'est bien moins les organes qu'elle vise que les fonctions qu'elle cherche à influencer pour rétablir l'équilibre rompu, et les ramener à l'harmonie, qui est la santé.

Pour elle, les lésions des organes, dont l'étude trop bien faite de nos jours constitue l'anatomie pathologique, ou la science de la destruction, de l'irréparable, ces lésions, dis-je, n'accusent que l'impuissance de la médecine contemporaine à les prévenir.

L'enquête faite après la mort peut bien en expliquer le pourquoi et le comment, mais elle ne peut rien pour indiquer le remède.

Médecins, attachez-vous avant tout à porter un secours rapide, efficace, à la souffrance, et, moins habiles peut-être à scruter les organes de ceux qui pouvaient souvent être sauvés, mais que vos médications, ou trop timides, ou trop violentes, ont laissé périr, vous pourrez, grâce aux ressources de la Dosimétrie, recouvrer la foi dans votre art, et la satisfaction de la conscience.

Mesdames, Messieurs, nous avons occupé assez longtemps votre bienveillante attention. Beaucoup de questions importantes qui restent à traiter formeront le sujet de nouveaux entretiens, tels sont : l'application aux maladies des enfants, à la chirurgie, aux accouchements, au maintien de la santé, à la médecine vétérinaire. J'ai voulu vous présenter seulement un exposé général de notre doctrine. D'autres que moi, soutenus par d'aussi fermes convictions, mettront en lumière tout ce que je n'ai pu qu'esquisser dans cette séance.

ALLOCUTION PRONONCÉE PAR MME A. F.

Au nom du Comité d'organisation du Cercle Dosimétrique, je remercie cordialement les dames qui, ce soir, ont bien voulu venir entendre l'exposé d'une méthode dont l'application exacte et intelligente serait pour le monde un bienfait inestimable.

De tout temps, les hommes ont su s'associer, se liguer, pour obtenir un progrès, une réforme.

De nos jours, les femmes sont non moins ardentes à défendre les principes de justice. de dévouement, de charité.

Nous avons l'Association des dames françaises, créée dans le but de secourir les blessés, d'apporter quelques soulagements aux soldats en campagne.

Enfin, que ce soit à propos d'orphelins ou de vieillards, dès qu'il y a du bien à faire, vous verrez la femme solliciter, sinon le premier rôle, du moins celui qui réclame une attention journalière, un travail patient et assidu.

Ici, il s'agit d'une tâche peu pénible : on vous demande de peser les avantages d'un mode de traitement, pratiqué avec succès par beaucoup de médecins, et, lorsque vous serez convaincues ou qu'un résultat satisfaisant aura répondu à votre confiance, de propager l'idée parmi les vôtres, vos parents et amis.

Prouvons que les femmes ne sont pas aussi frivoles qu'on se plaît à le dire.

Quel plus beau triomphe que celui de pouvoir annoncer que la redoutable maladie a reculé, s'est évanouie comme par enchantement, emportant avec elle les craintes, les chagrins qui en sont l'inévitable cortège.

Soyez persuadées, Mesdames, que vos efforts seront dignement récompensés par les bienfaits que vous répandrez autour de vous !

Ne passez jamais indifférentes devant une grande réforme. Acceptez avec joie les armes précieuses, sûres, dont un homme de génie (assurément plus admirable que les inventeurs d'engins meurtriers) a voulu doter l'humanité.

C'est le couronnement d'une très longue vie de travail, d'études et d'observations.

Les jeunes mères, délivrées enfin d'une bonne part de leurs alarmes maternelles, seront les premières à rendre grâce à l'œuvre humanitaire du vénéré docteur Burggraeve.

Avant de prier les dames, qui voudraient faire partie de notre cercle de propagande dosimétrique, de vouloir bien donner leur nom, je dois les avertir que les cartes permanentes donneront droit aux avantages suivants :

1° Entrée aux conférences prochaines, lesquelles leur seront annoncées par une circulaire ;

Droit pour elles de demander un certain nombre d'autres cartes d'entrée.

2° Les personnes munies de cartes permanentes auront accès dans les salons de lecture : de 9 heures à midi et de 2 heures à 5 heures, tous les jours excepté le dimanche.

3° Des renseignements seront à la disposition de toute personne désireuse de connaître la Méthode Dosimétrique, tous les jours de la semaine, de 2 heures à 4 heures.

4° Des adresses de médecins pratiquant la dosimétrie à Paris, seront également à la disposition des personnes faisant partie du cercle ;

Ainsi que des adresses de pharmaciens, délivrant les médicaments dosimétriques à des prix modérés.

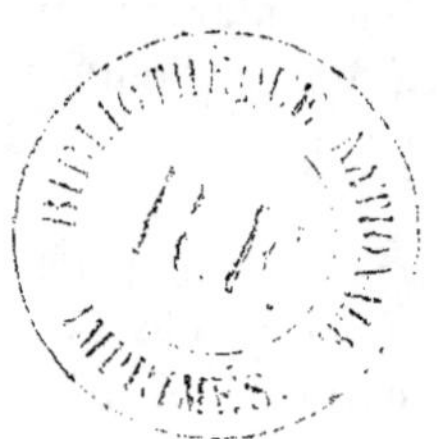

LETTRE DU DR BURGGRAEVE A MME A. F.

Chère Madame,

Votre allocution, si pleine de verve et de bon sens, fera plus pour ma méthode que des livres compendieux. On dit : « Cherchez la femme dans le mal », c'est plutôt dans le bien qu'elle se trouve, parce que c'est là qu'elle obéit à son instinct généreux.

On a déplacé la question en voulant faire sortir la femme de son rôle pour l'associer aux luttes de l'existence. Mais que deviendrions-nous, lutteurs, si nous négligions cet asile contre les orages du dehors, c'est-à-dire le foyer domestique ? C'est de là que rayonne l'influence bienfaisante de la femme, comme un rayon de soleil entre deux nuages. La famille, pour la femme de cœur, ce n'est pas seulement son *home*, ce sont tous ceux qui souffrent. La Dosimétrie est une arme de précision entre les mains du médecin : mais, après la bataille, il y a encore bien des maux à soulager, bien des plaies à panser : là est le rôle de la femme, là est son poste d'honneur.

Chère Madame, permettez-moi de vous exprimer la vive admiration et la haute reconnaissance d'un vieillard qui, dans sa longue carrière, n'a eu qu'une aspiration : celle d'être utile à ses semblables.

Janvier 1894.

Dr BURGGRAEVE,
à l'âge de 88 ans.

Paris. — Imprimerie F. Levé, rue Cassette, 17.

www.ingramcontent.com/pod-product-compliance
Lightning Source LLC
LaVergne TN
LVHW052028170826
845678LV00018B/1011
9782329662046